ESSAI

SUR

L'ICTÈRE GRAVE

PAR

Justin DUPAU,

Docteur en médecine de la Faculté de Paris.
Ancien interne provisoire des Hôpitaux de Paris.

PARIS

V. ADRIEN DELAHAYE ET C°, LIBRAIRES-ÉDITEURS,

Place de l'École-de-Médecine.

—

1876

ESSAI

SUR

L'ICTÈRE GRAVE

PAR

Justin DUPAU,

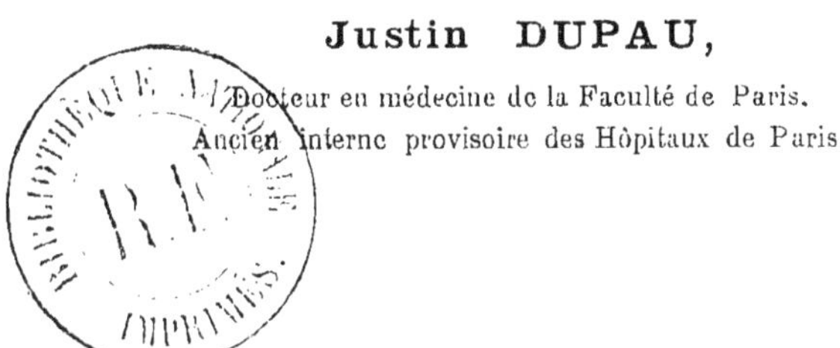

Docteur en médecine de la Faculté de Paris.
Ancien interne provisoire des Hôpitaux de Paris.

PARIS

V. ADRIEN DELAHAYE ET C°, LIBRAIRES-ÉDITEURS,

Place de l'École-de-Médecine.

—

1876

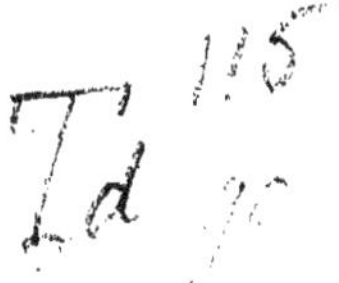

A MON PÈRE ET A MA MÈRE

A MES PARENTS

A MES AMIS

A MES MAITRES

A M. LE PROFESSEUR CHAUFFARD

A M. LE PROFESSEUR BROCA

ESSAI

SUR

L'ICTÈRE GRAVE

En consultant les œuvres d'Hippocrate nous trouvons dans le tome III, page 779 de l'édition Littré, la preuve presque évidente de l'existence de l'ictère grave. Voici en effet comment s'exprime le Père de la médecine : « *Bilis est plurimum hominuminsaniæ causa.* »Plus loin encore dans le tome IVdu même ouvrage, il revient sur le délire des ictériques; et dans son traité de la maladie sacrée, nous trouvons : « Les fous, par l'effet de la bile, sont criards, malfaisants, toujours en mouvement, toujours occupés à faire quelque mal (*Qui ex bile insaniunt, hiverberant, malefici sunt, neque quiescunt*). Les descriptions ébauchées se rapportent-elles à l'affection qui fait le sujet de ma thèse, je ne saurai l'affirmer; mais la forme du délire qu'on observe parfois chez les sujets atteints d'ictère grave, semblerait confirmer cette opinion.

Si maintenant nous consultons les œuvres de Galien (1), nous verrons que lui aussi parle du délire qui

____

(1) Œuvre, édit. Daremberg.

se porte à la tête. « *Bilis ad caput recurrens delirii causa.* »
Enfin Baillou rapporte d'après Galien, un cas d'ictère
suivi de mort; et voici comment il l'explique : «*Non vi
phæneditis, sed ob dominatum humorum virulentorum, qui
sua malignitate virus adæquant.*

Cette affection paraît donc avoir été connue dès les
temps les plus reculés, les derniers passages que nous
venons de citer nous le prouvent suffisamment.

Depuis cette époque jusqu'à Morgagni, époque à laquelle ce dernier fait sortir la science médicale de l'état
de torpeur dans lequel l'avait plongée le moyen âge;
nous ne retrouvons aucune relation qui puisse se rattacher à cette affection; pas plus d'ailleurs que nous n'en
retrouverions ayant trait à d'autres affections.

Arrivons donc à Morgagni, et voyons ce que cet
homme éminent, à la fois grand physiologiste et grand
médecin, nous dit de cette maladie : Il emprunte à son
ami Valsalva, à Ballonius et à Garonius, des observations
qu'on retrouve dans son ouvrage *De sedibus et causis mor-
borum.* Celles de Valsalva sont surtout remarquables; car
on y retrouve presque tous les symptômes de ce qui
constitue l'ictère grave.

Dans la première, il est question d'un prêtre qui,
après une émotion très-vive, est pris subitement d'ictère, de douleurs vives siégeant au niveau de l'hypochondre droit et de vomissements. Deux jours après
survient le délire : les médecins ne constatèrent l'existence de la fièvre que vers le troisième jour; aussitôt
surviennent des vomissements et un délire des plus intenses : enfin le malade meurt le quatrieme jour.

Dans la seconde, il s'agit d'un jeune homme pris
d'une frayeur subite, à la vue d'un pistolet dont le me-

naçait un homme reconnu pour sa brutalité. Deux jours
après: l'ictère et le délire surviennent ; et le malade fai
son évolution dans vingt-quatre heures.

Morgagni, enfin, nous raconte l'histoire de la maladie
du comte de Chaulney, qui n'était autre qu'un ictère
grave. Cette observation se trouve relatée *in Sepulchreto
Ballonii.*

Frank Bubœus (1) nous entretient lui aussi d'un cas
d'ictère grave, dont la durée fut de cinq jours. Quant à
Boerhaave, on trouve aussi dans ses écrits des observations d'ictère grave.

Nous ne nous attarderons pas plus longtemps à rechercher des observations d'ictère grave ; nous ne cite-
rons toutefois de Monro, dans son traité des maladies
des armées, où il fait la relation d'une épidémie d'ictère
grave, deux faits non douteux de cette affection, et nous
reproduirons du dictionnaire en 60 volumes, le passage
suivant dû à Villeneuve. « Cette affection est rarement
de longue durée ; cependant chez les sujets irritables,
on a vu la jaunisse dont nous parlons, présenter des
phénomènes infiniment plus graves, et avoir une marche fort différente ; ainsi, dans quelques cas, on a vu le
malade éprouver, sur toute la peau, une chaleur âcre,
mordicante, être morose, inquiet, perdre la direction de
ses idées, tomber dans une sorte d'abattement et de
démence. La peau se couvre d'une sueur gluante, épais-
se ; la langue, sèche et aride à son sommet, est recou-
verte à sa base d'un enduit jaune et visqueux ; enfin il
survient un délire qui ne tarde pas à être suivi de mort. »

(1) De ictero lœtali, not. exerc., 1860.

Cet auteur rapporte deux cas d'ictère grave que l'on retrouve dans la thèse d'Ozanam (2).

Jusqu'à présent, nous n'avons encore que des faits d'ictère grave, mais l'attention est désormais attirée sur cette affection si intéressante, par son début, par ses symptômes, et aussi par sa terminaison qui est encore considérée par la plupart des auteurs comme devant être toujours fatale.

Dès 1840, nous assistons à une véritable éclosion de travaux ayant tous trait à cette affection : travaux dont nous nous contenterons de faire l'énumération, nous réservant toutefois de signaler spécialement à l'attention les écrits de Monneret qui, le premier en France, nous ait donné une description complète et détaillée de la maladie à laquelle il a donné le nom d'ictère hémorrhagique essentiel ; ceux de Frerichs, qui trouve bon de substituer au nom d'ictère grave, celui d'atrophie jaune aiguë du foie ; la thèse d'agrégation de M. Blachez, 1860, dans laquelle nous trouvons une théorie sur l'ictère grave émise par M. le professeur Gubler, théorie de laquelle se rapproche sur certains points celle que nous nous proposons d'émettre, enfin, une clinique de M. le professeur agrégé Jaccoud, clinique faite à Lariboisière, dans laquelle nous trouvons une discussion sur les diverses théories émises, et une théorie nouvelle qui lui a permis de donner un nouveau nom, celui d'acholie.

En 1824, une thèse a paru sur les ictères pseudo-graves, et les observations relatées dans ce travail nous seront d'une très-grande utilité, pour arriver à la dé-

(1) De l'ictère grave, thèse de Paris. 1849.

monstration de la théorie que nous nous permettons de soumettre à l'attention de nos maîtres, à la bienveillance desquels nous nous recommandons ; et auxquels nous devons les idées qui seront l'objet de notre travail.

Voici maintenant les indications bibliographiques sur cette affection.

HORACZET. Die gallige Discrasie mit acuter geller.
Atrophie del LEBER. Wien, 1843.
HENOCK. Klinik. der Unterleibskrankheiten, vol. I, p. 284, Berlin, 1852.
ROKITANSKI. Zeitschift der Wiener Ærzte, n° 32.
LEBERT. Ueber icter typhoid, Virchow archiv für patologische. Anatomie, 1854.
SPENGLER. Anatomie, 1855.
WUNDERLICH. Archiv. der Heilkunde.
FRERICHS. Traité pratique des maladies du foie. Trad. Dumenil et Pellagot.

D'autres études ont été faites encore en Allemagne sur les effets physiologiques de la bile : sur l'anatomie pathologique surtout de cette affection : car d'après la doctrine allemande, ce serait la lésion du foie qui serait le point de départ des symptômes, qui d'après eux, constituent la cholémie ; c'est ainsi qu'ils l'appellent. Cette lésion consisterait dans l'atrophie aiguë des cellules et serait constante.

Nous renverrons ensuite le lecteur aux travaux suivants qui ont été faits en Angleterre.

ABERCOMBRIE ALISON. Edinburg medical ang. surg. journ., 1835.
BRIGHT. Guys's hospital reports, VI.
CHEINE. Dublin, hosp. reports, t. I, p. 282.
MARH. Ibid, vol. III.
GRIFFITH. Dublin. Journal of. med. and chir. science, 1834.
BUDD. On diseas of. the liver, 2° édit., p. 234, 1852.
Dupau.

Restent maintenant les travaux français dont voici l'énumération.

MONNERET, cité déjà, journal le *Progrès,* t. III, nᵒˢ 3, 4, 5, 6 et 7.
OZANAM. Thèse de Paris, 1849.
GENOUVILLE. Thèse de Paris, 1859.
CHARLES ROBIN. Dans la *Gazette médicale*, de Paris, 1857. Nous a donné une description exacte et complète des lésions du foie dans l'ictère grave.
TROUSSEAU. Clinique de l'Hôtel-Dieu.

J'ai en outre cité déjà la thèse de M. le professeur agrégé Blachez, la clinique de M. Jaccoud, sur l'ictère grave. Citons maintenant, avant d'en finir avec cette énumération déjà très-longue, les travaux importants de M. le professeur agrégé Cornil sur l'anatomie pathologique de cette même affection.

L'opinion généralement admise aujourd'hui, est que ce n'est plus la matière colorante de la bile qui vient seule donner aux téguments leur coloration jaune, comme cela a lieu dans l'ictère simple, mais bien la bile *in toto*, qui, dans l'ictère grave, passe dans le sang et vient empoisonner le sujet atteint de cette affection. Aussi a-t-on proposé de lui donner le nom de cholémie.

M. le professeur agrégé Jaccoud, dans son travail déjà cité, s'élève contre cette manière d'interpréter la maladie. D'après lui, en effet, ce ne serait pas la sécrétion de la bile et son passage dans le sang qui seraient la cause de cette affection, mais l'absence de sécrétion, qui serait due, d'après les mêmes auteurs, à une atrophie généralisée des cellules hépatiques. Les dénominations atrophie parenchymateuse et acholie sont donc synonymes : l'une exprime un effet ; l'autre, à son tour, exprime une cause.

Nous trouvons donc deux courants d'idées complètement opposés. D'après les uns, la mort serait due à la sécrétion de la bile qui passerait dans le sang ; d'après M. Jaccoud, au contraire, ce serait l'absence de la sécrétion de la bile qui occasionnerait ce même résultat.

Après avoir énuméré les causes, qu'il résume dans un tableau que je ne saurais mieux faire que de reproduire, il discute la théorie de la cholémie.

Voici d'abord le tableau où se trouvent résumées les principales causes qui, d'après cet observateur, peuvent engendrer l'ictère grave ou l'acholie, pour nous servir du terme qu'il adopte.

Atrophie parenchymateuse ou acholie.

1° Atrophie par hépatite destructive.	Primitive.	Gravidité. Mauvaises conditions hygiéniques. Excès vénériens. Etat cachectique.
	Secondaire.	Typhus. Granulose miliaire. Pneumonie. Angiocholite suppurée. Sclérose du foie. Echinocoque multiloculaire.
2° Atrophie par stéatose.	Stéatose non toxique.	Sénilité. Cachexie. Tuberculose.
	Stéatose toxique.	Phosphore. Arsenic. Antimoine. Alcool.
3° Atrophie par cause mécanique.		Sclérose du foie. Oblitération des canaux bilaires avec dilatation générale des canaux intra-hépatiques. Tumeurs volumineuses et multiples du foie.

Pour que la théorie de la cholémie fût vraie, c'est encore à la clinique de Lariboisière que nous empruntons cette discussion, il faudrait :

1° Que le foie continue à produire de la bile ;

2° Que les canalicules biliaires fins, à défaut des grands canaux, soient obturés de manière à empêcher le libre écoulement de la bile ;

3° Que la bile en nature soit toxique.

La première condition de cette théorie n'est pas réalisée, d'après M. Jaccoud ; le résultat donné par les autopsies est inconciliable avec la continuation de la sécrétion biliaire. Quant à la persistance du symptôme ictère, après même que le foie ne sécrète plus, il l'explique par une transformation hétérotopique de l'hémato-globuline.

Quant à la deuxième condition, Wys et Ebstein ont bien trouvé, à la suite d'un empoisonnement par le phosphore, des petits canaux oblitérés. Cette deuxième condition peut donc être réalisée ; mais le fait n'est pas encore démontré.

Reste maintenant la troisième. Frerichs, Kuhne, Neukomm, Huppert, Landois, Bohreg, ont tour à tour cherché à démontrer les propriétés toxiques de la bile. Pour cela, ils ont introduit de la bile dans le sang et n'ont pas vu se produire les symptômes qui constituent l'ictère grave. On a toutefois observé un ralentissement du cœur persistant même après la section du pneumogastrique. Ce ralentissement est dû à l'action toxique de l'acide cholique ; quant aux effets hémorrhagiques, ils n'ont pas été constants. Citons, avant d'en finir avec la relation de cette discussion, l'expérience d'Huppert.

Ce physiologiste a injecté de la glycérine dans une des artères d'un animal soumis à l'expérience : quand la glycérine était diluée, on n'observait pas d'action hémorrhagique ; le fait contraire se produisait après une injection de glycérine non diluée.

M. le professeur Gubler, bien antérieurement aux théories qui viennent d'être énumérées, avait assigné comme cause à l'ictère grave l'interruption de l'influx nerveux ; cette interruption pourrait être regardée comme le point de départ des accidents qui vont survenir, comme le premier terme de la série morbide qui va se développer. On sait, en effet, que cette perturbation est suivie de modifications profondes dans l'organisme, parmi lesquelles le ramollissement et la dégénérescence graisseuse des organes. Ces altérations sont sous la dépendance immédiate du système nerveux, et

M. Gubler pense que c'est par l'intermédiaire des vaisseaux que se produit cette action.

M. le professeur agrégé Blachez, bien que trouvant cette théorie très-ingénieuse, ne l'admet pas cependant, du moins pour le plus grand nombre de cas, car, d'après lui, la perturbation nerveuse peut être admise dans tous les cas seulement où la marche de la maladie est rapide. Pour les cas où les phénomènes de l'ictère grave ne surviennent qu'à la suite de troubles fonctionnels prolongés, cette cause lui paraît moins évidente.

J'ai déjà dit que la théorie que je me proposais d'émettre se rapprochait, en certains points, de celle que nous venons d'exposer ; aussi me permettrai-je de faire une objection à ce que M. le professeur agrégé Blachez considère comme pouvant infirmer la théorie de M. le professeur Gubler.

La perturbation de l'influx nerveux, dans les cas où une émotion morale très-vive a été le point de départ de l'ictère, lui paraît être une cause évidente de l'affection ; mais il n'en est pas de même pour les autres cas.

Cette comparaison, je crois, viendra lever |tous les doutes : si je décortique un arbre dans toute son étendue, cet arbre ne tardera pas à mourir ; si, au contraire, je le décortique lentement, cet arbre vivra plus longtemps, dépérira tous les jours, et finira comme celui duquel nous avons enlevé dès l'abord toute l'écorce.

N'en serait-il pas de même pour l'homme ? Ou bien, en effet, le choc sera assez violent pour amener une perturbation immédiate de l'influx nerveux et l'ictère apparaîtra ; ou bien cette perturbation sera causée par des chocs, qui ne seront pas assez violents pour être suivis

du même résultat que précédemment, mais qui, se re-
produisant sur un système nerveux déjà débilité, ne
tarderont pas à précéder l'apparition d'un effet pareil à
celui que nous avons constaté dans le premier cas. Ainsi
donc, bien que la cause ne soit pas identiquement la
même, l'effet pourrait être le même.

Nous avons, je crois, exposé les théories qui ont surtout attiré l'attention, et nous avons assisté à une discussion des plus importantes sur la pathogénie de cette
affection.

Qu'il me soit à mon tour permis de faire une hypothèse, que je ne pourrai qu'ébaucher et dont les éléments ont été puisés dans les leçons de M. Vulpian sur
les vaso-moteurs, dans des expériences faites par M. le
professeur Goltz et Pfluger, relatées dans la Revue médicale de M. le professeur agrégé Hayem.

Ne semblerait-il pas qu'il existe deux systèmes nerveux reliés l'un à l'autre et dépendant aussi l'un de
l'autre ? De ces deux systèmes nerveux, l'un serait des-
tiné à la vie de végétation, l'autre à la vie de relation :
'un fonctionnerait automatiquement, s'il m'est permis
de me servir de cette expression, et serait indépendant
de notre volonté ; l'autre serait, jusqu'à un certain point
du moins, sous l'action de notre volonté, et subirait
surtout les impressions causées par les besoins de la
vie végétative.

De ces deux systèmes nerveux, l'un présiderait à la
sécrétion des glandes, à la progression du sang dans
les vaisseaux, à la nutrition des tissus, à la vie végétative, en un mot, tandis que l'autre serait sous la dépendance du premier, recevrait ses impressions et les com-
muniquerait ensuite aux organes destinés à la vie de

relation. Le premier serait disséminé dans tout notre corps, sous forme de ganglions indépendants peut-être les uns des autres et ayant des fonctions différentes suivant les organes auxquels ils sont destinés, mais tendant tous au maintien de la vie végétative ; le second, à son tour, serait protégé par une enveloppe osseuse et membraneuse, et formerait un tout composé, il est vrai, de parties bien distinctes, sur les fonctions variées desquelles nous ne saurions nous appesantir.

J'ai dit que le système nerveux végétatif tenait, jusqu'à un certain point, sous sa dépendance le système nerveux de la vie de relation. Si mon hypothèse est vraie, les nerfs vagues et les autres nerfs dits sensitifs ne seraient autre chose que des traits d'union qui réuniraient le système végétatif à celui de relation.

Le système nerveux végétatif serait soumis à des influences extérieures ou diathésiques, et l'impression ressentie par lui serait le point de départ d'une des affections, soit aiguës, soit chroniques, qui forment tout notre cadre nosologique. Toutes les maladies devraient donc reconnaître pour cause une lésion du système nerveux végétatif, lésion qui, si elle persiste, entraînera la mort dans un délai plus ou moins long, suivant son étendue, tandis que sa disparition sera suivie de la guérison.

Pourquoi n'en serait-il pas du système nerveux végétatif, comme du système nerveux de relation ? Pour ce dernier on avait bien constaté les effets d'une lésion ; au début, on avait pris aussi l'effet pour la cause ; ce n'est que plus tard, que l'anatomie pathologique nous a fait assister à la vraie cause de cette affection, cause médiate, ayant peut-être à son tour sa cause immédiate dans une lésion du grand symphatique.

Pour citer un exemple, qui me paraît des plus convaincants, voyons ce qui se passe dans la pneumonie : Sous des influences extérieures qui viennent heurter notre organisme, nous voyons, tout à fait au début de cette affection, une rougeur de la pommette qui se montre aussitôt que les râles crépitants, et du même côté que ces derniers. Cette rougeur de la pommette ne peut être due qu'à une dilatation des vaisseaux de la face, dilatation due à son tour à une paralysie des vaso-constricteurs, ou à une excitation des nerfs vaso-dilatateurs. Pourquoi ne soupçonnerions-nous pas que ce qui se passe sous nos yeux, sur l'une des joues du malade, se passe aussi dans le poumon ?

Si les vaisseaux, qui sont très-nombreux dans l'organe de la respiration, subissent l'influence vaso-dilatatrice, les cellules pulmonaires subiront une compression. Si cette compression persiste un délai de temps trop long, elle occasionnera la mort des cellules pulmonaires, et alors, il nous sera donné d'observer des pneumonies suppurées ; tandis que si elle cesse, nous verrons tout rentrer dans l'ordre, et l'apparition du symptôme du début marquera la terminaison heureuse de la maladie.

Dans les cas de pneumonie, comme d'ailleurs dans bien d'autres affections, la lésion de l'organe ne serait que l'effet ; quant à la cause, nous devrions la rechercher dans une lésion du grand sympathique.

J'ai choisi cet exemple à cause de l'apparition de la rougeur de la pommette, qui coïncide avec le début de la pneumonie. C'est cette apparition presque constante d'après la plupart des observateurs, qui a frappé mon attention, et sur laquelle je me suis permis de m'appesantir.

Il existerait donc en nous deux systèmes nerveux aussi différents par leur action qu'ils le sont d'ailleurs par leur structure; de plus, le système nerveux de la vie de relation serait jusqu'à un certain point sous la dépendance du sytème nerveux végétatif, recevrait communication des besoins de la vie végétative, et transmettrait à son tour la sensation perçue aux organes de la vie de relation.

La comparaison suivante expliquera peut-être mieux ma pensée : De tous les organes qui n'obéissent pas à notre volonté, partiraient de petits fils conducteurs qui voudraient tous converger vers un point central; point duquel partiraient d'autres fils destinés à transmettre les impressions reçues aux organes de la vie de relation.

Il ne suffit pas d'émettre une hypothèse, il faut encore voir si cette hypothèse est vraie, et sur quelles bases elle est appuyée. Pour cela, je prendrai pour exemple le fait d'un sujet atteint de pneumonie, me reservant d'insister plus tard, sur ce qui a trait à l'ictère grave.

Voici donc un malade atteint de pneumonie; que va-t-il se passer ? D'abord un symptôme se manifeste; je n'ai pas à revenir sur ce dernier, la dilatation des vaisseaux de la face est certaine, celle des vaisseaux du poumon est au moins probable. Aussitôt que l'hépatisation est produite, le nombre des respirations augmente; la respiration devient exagérée du côté sain et dans le lobe sain; tous les muscles inspirateurs sont mis en jeu; c'est que la vie végétative ne veut pas perdre ses droits ; et c'est pour cela qu'elle transmet au système nerveux de relation la sensation de ses nouveaux besoins, pour tâcher de surmonter l'obstacle qui s'oppose à son fonctionnement régulier.

Ce fait est encore plus saillant chez le sujet atteint de croup, chez lequel un obstacle mécanique seul s'oppose aux fonctions respiratoires sans lesquelles la vie végétative n'est plus possible. Ici le besoin de respirer se fait d'autant plus sentir, que tous les organes sont sains. Mais l'échange de l'air vital contre la même quantité d'air qui n'est plus compatible avec l'existence de la vie végétative ne peut se produire ; aussi, assistons nous au tableau navrant d'un être, qui fait tout son possible pour surmonter l'obstacle qui menace de le faire succomber. Tous ses muscles se contractent, il s'arc-boute sur lui-même ; tous ses organes de la vie de relation sont mis en activité, jusqu'à ce que la vie végétative soit près d'être éteinte. Qui donc peut transmettre ainsi aux muscles cette force, cette énergie, qu'ils ne possédaient pas, quand la vie végétative de ce sujet se faisait normalement ? si ce n'est le système nerveux végétatif qui déploie alors toute sa force pour se maintenir, et qui transmet au système nerveux de relation la sensation du malaise qu'il éprouve, et des besoins nouveaux qu'il ressent.

Recherchons, maintenant, si, dans nos ouvrages classiques, nous ne trouvons pas des arguments qui puissent étayer notre hypothèse ; et d'abord empruntons à M. le professeur Vulpian ce passage que nous puisons dans sa quatrième leçon sur l'appareil vaso-moteur :

« Dans la majorité des cas, ce sont des dilatations vasculaires que l'on observe chez l'homme, sous l'influence des causes excitatrices diverses, normales ou pathogénétiques; et il est probable que ces effets se produisent par l'intermédiaire des nerfs vaso-dilatateurs. Enfin, je renvoie à cet ouvrage, où on trouvera des preuves presque évidentes de l'action isolée du grand sympathique, qui, d'après mon hypothèse, présiderait à la vie de végétation, même après la destruction de la moelle et du cerveau.

M. le professeur Goltz, à son tour, détruit la moelle dans toute son étendue et observe, après cette opération, des dilatations vasculaires qui ne sauraient être attribuées qu'à l'excitation des fibres du grand sympathique qui sont disséminées dans tout le membre inférieur.

Nous emprunterons encore au cours de M. Vulpian, sur l'action toxique du curare, les passages suivants : « Les fibres nerveuses sympathiques conservent donc leur action physiologique, même lorsque de fortes doses de curare ont été introduites dans le sang. Je n'ai pas pu abolir cette action chez les chiens, en pratiquant des injections, soit dans une des veines crurales vers le cœur, soit dans une des artères carotides vers les extrémités des fibres sympathiques destinées aux vaisseaux, ou de celles destinées à l'iris et aux muscles orbito-oculaires (de H. Muller). Je n'ai pas réussi d'avantage à paralyser les fibres sympathiques et les fibres de la corde du tympan, qui innervent la glande sousmaxillaire, les vaisseaux de cette glande et ceux de la langue. M. Cl. Bernard, ajoute ce professeur, a pu obtenir la paralysie de ces dernières fibres en faisant l'injection de la solution du curare dans l'artère même de la glande. Mais, il s'agirait de savoir, si l'injection agit

simplement comme injection de curare ; ou si cette action ne serait pas produite par des injections d'autres
substances. M. Vulpian fait d'ailleurs toutes ses réser-
ves, et attribue peut-être l'insuccès de ses expériences,
tendant à démontrer le même fait, à l'intensité toxique
moindre du curare qu'il a employé. Il ajoute encore
plus loin, et ici nous le citons encore : « Les nerfs dits
sécréteurs conservent aussi chez les animaux curarisés
leur action sur les glandes qu'ils innervent. » « On voit
donc que les nerfs sympathiques, les nerfs d'arrêt, les
nerfs vaso-dilatateurs, les nerfs sécréteurs, conservent
encore toute leur action physiologique chez les animaux
curarisés, alors que les nerfs moteurs, qui se distribuent
aux muscles à faisceaux striés, sont complètement pa-
ralysées.

Citons, enfin, pour en finir, l'expérience suivante qui
est une preuve des plus évidentes de l'action du sympathique indépendante du cerveau et de la moelle : Si après
avoir tué un chat, j'enlève aussitôt le cœur qui se trouve
détaché de toute connexion avec la moelle et le cerveau,
il me sera donné d'observer encore des battements qui
persisteront quelques minutes après l'opération et di-
minueront de force jusqu'à complète disparition. Ces
battements ne sauraient être attribués qu'à l'action du
système nerveux végétatif, dont nous trouvons les ganglions dans les parois mêmes du cœur.

Une dernière expérience doit enfin être citée : si je
greffe la patte d'un jeune rat sur un vieux rat, cette
patte pourra continuer à vivre, et de plus elle suivra
une progression semblable à celle qu'elle aurait suivie,
si nous l'avions laissée à l'animal auquel nous l'avons
enlevée.

Qui ne voit dans ce fait, la preuve de l'existence d'un système nerveux végétatif disséminé dans tout notre corps, qui n'a besoin pour se maintenir que d'éléments nutritifs sans lesquels sa vie ne serait pas possible?

Nous aurions donc, en admettant mon hypothèse, une vie végétative qui ne différerait que par des points accessoires de la vie végétative des plantes ; et nous aurions en outre une vie de relation, qui serait soumise à un système nerveux spécial. Ce système nerveux, dont nous ne saurions préjuger les nombreuses fonctions, dépendrait lui-même, jusqu'à un certain point du moins, point que nous ne saurions préciser, du système nerveux végétatif.

Pour en finir : qu'il me soit permis d'exprimer un regret et un désir, le regret de ne pouvoir apporter des preuves irréfutables à l'appui de ma théorie ; et le désir de la voir appuyée sur des preuves, et non sur des analogies et des présomptions, pour lesquelles je réclame toute l'indulgence des maîtres, sur la bienveillance desquels j'ai toujours été habitué à compter.

DÉFINITION.

Nous avons vu, que l'ictère grave, si nous nous reportons à l'historique que nous avons fait de cette affection, a pu être dénommé différemment, suivant les théories émises.

Frerichs et Monneret n'ont évidemment pu donner une même définition, pour une maladie dont ils interprétaient la pathogénie d'une manière tout à fait différente.

Recherchons, à notre tour, si l'hypothèse que nous

avons émise nous permet de donner une définition qui réponde à la symptomatologie de cette affection, et à laquelle se puissent rattacher tous les cas d'ictère grave, que leur évolution soit lente ou rapide, que leur terminaison soit heureuse ou funeste.

Voici donc la définition que je me permets de soumettre à l'attention de mes maîtres, dont je réclame encore une fois toute la bienveillance.

L'ictère grave serait donc une affection qui se manifesterait par l'apparition de troubles vaso-moteurs : toubles vaso-moteurs se traduisant par des troubles de sécrétion de la plupart des glandes du corps humain, par l'apparition des matériaux de la bile dans le sang, qui transsuderaient à travers les vaisseaux dilatés, occasionnant ainsi un des principaux symptômes de cette affection, l'ictère, et aussi par l'apparition d'hémorrhagies dans tous les organes du corps humain.

Ces troubles vaso-moteurs, suivis bientôt du délire et du coma, qui appartiennent à la deuxième période de cette affection, seraient dus à une perturbation de l'influx nerveux, végétatif, que cette perturbation fût à son tour causée par un choc assez violent pour ébranler instantanément tout notre organisme, ou par des chocs répétés sur une vie végétative déjà débilitée.

Cette perturbation enfin serait due à des causes siégeant en dehors de nous, ou ayant au contraire leur siége dans notre organisme lui-même,

Cette définition, qui fait préjuger déjà de la nature de l'ictère grave ! nous permet de faire l'examen critique des diverses théories émises. Cet examen nous le puiserons dans la Clinique de Trousseau sur l'ictère grave.

« Rokitanski et beaucoup d'autres se sont contentés de constater la lésion anatomique, mais Henoch et Dusch ont voulu expliquer la destruction de la cellule hépatique en émettant la double hypothèse d'une paralysie des radiales biliaires, et des vaisseaux hépatiques. Il n'est point nécessaire de discuter de semblables vues de l'esprit; notons seulement que Dusch pense que les éléments de la cellule étant dissociés sont absorbés, et donnent naissance à une intoxication secondaire, qui produit les accidents nerveux de la seconde période de l'ictère grave.

« Bright est le premier qui souleva la question de savoir si la lésion hépatique est le phénomène primitif ou seulement un acte secondaire; mais il ne va pas plus loin et considère l'altération du foie comme une inflammation de l'organe. Budd, qui avait observé un grand nombre d'ictères graves et de différentes espèces, devait trouver dans son expérience clinique des objections nombreuses aux différentes théories déjà émises. L'ictère grave, disait-il, ne pouvait point être seulement une inflammation, parce que l'hépatite n'est pas ordinairement suivie des accidents qui caractérisent l'ictère typhoïde.

«Les symptômes généraux ne pouvaient être la conséquence de la simple rétention de la bile, parce que chaque jour on constate des ictères de longue durée sans le moindre trouble nerveux. D'ailleurs, comme je vous l'ai déjà fait remarquer, la rétention de la bile ne suffit pas pour amener la désorganisation de la cellule hépatique.

«Ainsi nous pouvons conclure avec Budd que l'ictère grave, typhoïde, n'est point la conséquence immédiate de la rétention biliaire, et que l'altération de la cellule hépatique, lorsqu'elle existe, tient à une autre cause qu'à cette rétention. Mais si la rétention biliaire est sans conséquence grave pour le foie et pour l'économie tout entière, il nous faut donc chercher ailleurs que dans le foie, qui, d'ailleurs, peut n'être pas lésé, la cause de l'ictère grave.

« Les symptômes de l'ictère typhoïde, leur soudaineté, et surtout les signes d'abattement physique et moral, rapprochés des symptômes du début des pyrexies et des intoxications, conduisent à penser qu'un poison, qu'une matière morbifique, venue du dehors ou produite dans l'organisme, est la cause de tous ces désordres, qu portent d'abord sur le système nerveux puis sur le foie, la rate, le rein et le cœur. Nous voyons des phénomènes à peu près analogues se produire dans la dothiénentérie : un malaise général, une prostration des forces marquent le début de la maladie, c'est-à-dire le moment où le poison morbifique commence à agir, puis la maladie se montre avec son cortége habituel de symptômes, suivant la forme qu'elle doit revêtir, et c'est secondairement que l'intestin offre des altérations spéciales.

« Nous croyons donc que dans l'ictère grave proprement dit un agent morbide venu du dehors ou formé dans l'économie porte le trouble d'abord dans le système nerveux puis dans tout l'organisme, et nous croyons aussi que suivant l'intensité d'action de ce poison, le malade peut succomber sans présenter aucune altération organique du foie ou de tout autre organe. C'est ainsi qu'on voit ces autopsies nombreuses, où l'on voit l'ictère grave être mortel, sans qu'il existe d'altération hépatique aux yeux mêmes des observateurs et des mi-

crographes qui désirent rencontrer ces lésions. Et puis-
qu'il en est ainsi, il faut donc bien accepter que l'altération du foie, la destruction de la cellule n'est point la
source de l'intoxication primitive. »

Je ne poursuis pas plus loin, et me borne à cette
citation où je trouve plusieurs points qui concordent
avec ce que je me propose de dire sur la nature de l'ictère grave.

Nous y trouvons, en effet, qu'un poison, qu'une
matière morbifique venue du dehors ou produite dans
l'organisme est la cause de tous ces désordres, qui
portent d'abord sur le système nerveux, puis sur le
foie, la rate, le rein et le cœur.

D'autre part, si nous nous reportons à la définition
que j'ai donnée de l'ictère grave, nous retrouvons, en
partie du moins, la théorie de la nature de l'ictère grave
émise par Trousseau. Cette seule différence existe entre
les deux hypothèses : c'est que, d'après Trousseau, c'est
un poisson morbifique qui serait le point de départ des
lésions qui se produiraient d'abord sur le système nerveux, puis sur les autres organes ; tandis que, si mon
hypothèse est vraie, l'ictère grave serait causé par un
éblanlement du système nerveux végétatif, ébranle-
ment qui aurait son retentissement sur les organes
dont Trousseau nous a fait l'énumération, et cela par
l'intermédiaire des vaisseaux ; c'est, comme il est facile
de le voir, la reproduction de la théorie de M. le professeur Gubler, dont je vais tâcher de démontrer
l'exactitude.

Nous avons dit que le système nerveux végétatif
présidait à la contraction des vaisseaux, à la progression du sang dans ces derniers, au maintien du tonus

vasculaire en un mot, sans lequel la vie végétative ne
serait plus possible : si, sous des influences siégeant
au dehors ou en dedans de notre organisme, l'équilibre
de ce système nerveux est détruit, et cela dans toute
son étendue, nous observerons une dilatation des vaisseaux, un arrêt dans la circulation du sang qui n'obéira
plus qu'à l'impulsion cardiaque. Cette dilatation se ma-
nifestera dans les artérioles et dans les capillaires, vaisseaux très-riches en fibres musculaires de la vie végétative, et c'est aussi dans ces derniers que se produira
un ralentissement du cours du sang. La nutrition des
tissus ne se fera donc plus qu'incomplètement. De plus
les glandes, possédant toutes un réseau vasculaire
très-riche, la dilatation de ce dernier amènera fatale-
ment une compression des cellules glandulaires ; d'où
arrêt ou du moins perturbation de la sécrétion de ces
glandes.

Quant à l'explication de l'ictère et des hémorrhagies,
voici, d'après mon hypothèse, à quoi elle serait due :
Les vaisseaux, ayant subi une dilatation, n'offrent plus
la même imperméabilité que dans l'état normal, et leur
tunique laisse transsuder les matériaux de la bile
d'abord, et le sang lui-même ne tarde pas à se faire
jour à travers cette tunique devenue perméable. Les
hémorrhagies des muqueuses et le purpura trouvent
ainsi une genèse qu'il n'est plus difficile de s'expliquer.

Je ne saurais m'appesantir plus longtemps sur ce
qui a trait à la nature de l'ictère grave. J'attirerai
toutefois l'attention sur un point très-important au
point de vue du pronostic de l'affection : c'est que
suivant que les vaisseaux seront athéromateux ou non.

les accidents pourront être plus ou moins graves,
la terminaison heureuse ou funeste; c'est, du moins,
ce qui paraît résulter des observations que j'ai sous
les yeux.

Nous avons reproduit la discussion de Trousseau
sur la nature de l'ictère grave ; nous avons, en outre,
essayé d'ébaucher une théorie sur la nature de cette
affection ; voyons maintenant si les causes que nous
pouvons lui assigner concordent avec la théorie que
j'ai émise.

Toutes ces causes, nous les trouvons énumérées dans
le tableau que nous avons emprunté à la clinique de
Lariboisière de M. Jaccoud ; je ne m'amuserai donc pas
à donner une réédition de ce qui se trouve au début de
ma thèse, et résumant en deux mots tout ce qui se
trouve consigné dans ce tableau, je dirai qu'on peut
considérer comme cause de l'ictère typhoïde , toutes
celles qui peuvent ébranler notre système nerveux végétatif, que ces causes soient en dehors ou en dedans
de nous, que leur action soit lente ou rapide.

Les causes extérieures sont celles qui ont surtout attiré mon attention. De ces dernières les unes sont assez
fortes pour être suivies d'un effet instantané ; les autres,
au contraire, n'arrivent à être suivies du même effet
qu'après s'être reproduites un certain nombre de fois.
Ici encore, je me permettrai d'émettre la comparaison
suivante : si un coup de vent est assez violent pour déraciner un arbre, cet arbre, auquel les éléments nutritifs manqueront désormais, ne tardera pas à mourir,
à moins toutefois qu'on n'intervienne et qu'on ne per-
mette à ses racines , si elles ont encore quelque vi-
talité, de puiser dans la terre les éléments nutritifs

qui sont indispensables à son existence. Si maintenant
ce vent, quoique très-violent, ne l'est pas assez pour
amener le même résultat que précédemment, mais
l'est assez cependant pour ébranler lentement les racines de ce même arbre, sans cependant le déraciner
complètement, si ce vent à une action plusieurs fois
répétée ou continue sur lui, ce dernier pourra, sans
aucun doute, résister plus longtemps, mais il n'en
finira pas moins comme le premier. N'est-ce pas ce
qui se passe pour la genèse de l'ictère grave ? Ou bien
en effet ce sont des émotions morales très-vives qui
viennent causer l'interruption immédiate de l'influx
nerveux végétatif, et dans ce cas le sujet ne tarde pas
à succomber, ou bien ce sont les excès, quelle que soit
leur nature : la misère, le chagrin, la grossesse, et,
dans ce dernier cas, la marche de l'affection est moins
rapide, qui viennent rompre l'équilibre de ce même
système nerveux.

Quant aux faits déjà nombreux d'ictère typhoïde pouvant reconnaître une cause épidémique, nous ne pourrions les attribuer qu'à des miasmes qui, absorbés par
l'organisme, auraient un retentissement sur la vie végétative de sujets prédisposés.

Nous avons énuméré les causes de l'ictère grave, et
nous avons vu qu'elles n'infirmaient aucunement l'hypothèse que j'ai émise. Voyons maintenant s'il en est de
même des symptômes dont nous trouvons une description complète dans la Clinique de Trousseau.

SYMPTÔMES, MARCHE, TERMINAISON.

En nous reportant aux observations nombreuses que nous avons eues sous les yeux, nous avons été frappé par la différence qu'ont signalée les observateurs, pour ce qui a trait soit au mode du début, soit à la marche ou à la terminaison de l'affection ; mais, quel qu'ait été son mode de début et quelle qu'ait été aussi sa marche, nous avons toujours retrouvé les mêmes symptômes, et ces symptômes nous ont donné la preuve évidente que ce n'était pas seulement une partie de notre individu qui était atteint, mais bien notre individu tout entier.

J'ai dit que le mode de début de l'affection était variable ; tantôt, en effet, l'ictère survient après une émotion morale trop vive, et dans ces cas les symptômes de l'ictère typhoïde font leur évolution dans un temps assez court ; quelquefois même des hémorrhagies cérébrales viennent compliquer cette affection déjà si grave par elle-même. D'autres fois une période prodromique plus ou moins longue, pendant laquelle on observe une déperdition de forces dont se plaint le malade lui-même, un dégoût des aliments, un abattement très-grand, précède l'apparition du symptôme ictère et dans ces cas la maladie a une évolution plus lente.

Enfin le premier symptôme de l'ictère fait son apparition, et en même temps nous voyons se produire parfois plusieurs hémorrhagies par la peau ou par les membranes muqueuses : « Quand la marche de la maladie est rapide, dès le troisième ou le quatrième jour, surviennent des accidents nerveux variés ; de l'agitation, des convulsions, du délire, et enfin un coma profond au milieu duquel arrive la mort. Un fait important (ajoute Trousseau, car le passage que nous venons de citer lui appartient) c'est, assez souvent, l'absence de toute réaction, à peine le pouls s'éteint-il, la température de la peau s'abaisse au contraire et l'on n'observe aucune tendance critique vers l'intestin. Lorsque la maladie dure plusieurs jours, des hémorrhagies multiples se produisent dans l'estomac, l'intestin, et alors les vomissements et les garde-robes sont presque uniquement composés par du sang altéré. Les vomissements sont noirâtres, identiques par leur composition et leur aspect avec les hématémèses du cancer stomacal. Quelquefois ces vomissements renferment de la bile, mais cela ne s'observe qu'au début. Les urines, peu abondantes, laissent déposer des globules sanguins déformés, et, suivant Frerichs, on peut observer de la leucine et de la tyrosine dans le dépôt urinaire. Le même observateur fait remarquer que dans ces cas, l'urine renferme une très-petite quantité d'urée, et l'anatomie pathologique dévoile du côté des reins des altérations analogues à celles qui existent dans le foie.

« Les épistaxis peuvent se répéter et les gensives témoignent souvent, par la présence de fuliginosités noirâtres, de l'exsudation sanguine sur leur bord libre.

« La peau et le tissu cellulaire sous-cutané sont le siége d'hémorrhagies d'étendue variable, ayant la forme de purpura ou d'ecchymoses.

« Quant à l'ictère, il peut être généralisé ou limité à la moitié du corps, comme le D\u02b3 Hecker en a cité dernièrement un exemple. La coloration jaunâtre est plus ou moins foncée; l'ictère peut être vert ou jaune vif, ces variétés de coloration n'ont du reste aucune importance, non plus que l'état brun verdâtre des conjonctives. M. Monneret et d'autres observateurs ont remarqué que l'aspect de la figure contraste avec l'état de prostration générale, la face n'a point le caractère hippocratique, elle paraît au contraire épanouie, d'où le nom de *facies erecta*. »

Jusqu'ici nous avons emprunté la description des symptômes à la clinique de Trousseau ; nous voyons donc que les deux principaux symptômes sont l'ictère et les hémorrhagies. Les symptômes sont précédés d'un anéantissement complet des forces; d'autres fois un frisson intense marque le début de l'affection ; une légère réaction fébrile suit de près le frisson quand il existe; et précède l'abaissement de température, et le retour du pouls à son état normal.

Je ne parlerai que pour mémoire des douleurs musculaires et articulaires qui ont été signalées par quelques observateurs comme ayant précédé l'apparition de l'ictère.

Un symptôme beaucoup plus fréquent que les derniers que nous venons de citer c'est une douleur très-vive à l'hypochondre droit, douleur assez vive pour rendre difficile la percussion du foie qui au début est presque toujours augmenté de volume ; ce n'est pas l'opinion de Frerichs qui presque toujours a remarqué une diminution du volume du foie, même chez des femmes enceintes arrivées au sixième ou septième mois de la grossesse, et l'on sait qu'à cette époque de la grossesse, en dehors de tout état morbide, on constate, au contraire, une notable augmentation du volume du foie.

Outre ce symptôme nous devons encore citer des soubresauts des tendons, le hoquet qui, viennent inquiéter encore le malade : le hoquet surtout acquiert parfois une telle intensité que ce symptôme attire seul l'attention de l'observateur qui cherche alors tous les moyens pour le faire disparaître et qui y arrive le plus souvent par l'application d'un vésicatoire à l'épigastre ; joignons encore à ces symptômes une absence de sécrétion des glandes salivaires sudorales, et parfois même du rein comme cela résulte de quelques observations qui se trouvent consignées dans ma thèse, une respiration suspireuse et irrégulière, tous symptômes qui appartiennent à la première période de cette affection.

Si dans le cours de cette période nous procédons à l'analyse du sang et de l'urine ; nous trouverons pour le sang une déformation très-manifeste des globules sanguins, une augmentation de l'urée et une diminution de la fibrine. Quant à l'urine, outre la leucine et la tyrosine signalées par Frerichs, la matière colorante de la bile dont l'existence est rendue évidente grâce à l'addition de quelques gouttes d'acide nitrique, Nochnagel a signalé le présence de cylindres dans l'urine des ictériques. La présence de ces cylindres, dit cet observateur, dans le *Deutches Arch. F. med.*, XIIe vol., p. 326, n'est pas toujours subordonnée à celle de l'albuminurie. Dans les deux tiers de ces cas ils existaient en l'absence de toute trace d'albumine. Griesinger et Rosenstein ont observé des cas pareils ; Asel Rey a trouvé lui aussi des cylindres hyalins en l'absence de toute altération rénale. Enfin, ajoute-t-il encore, leur nombre varie avec l'intensité de l'ictère ; quant à leur présence, qu'il attribue à une altération passagère du rein, due à l'action

de la bile sur l'épithélium rénal, elle disparaîtra en
même temps que l'ictère.

Tels sont les symptômes qui nous paraissent appar-
tenir à la première période de l'ictère grave, pendant
laquelle le système nerveux de relation n'a pas encore
subi une perturbation comme celle qu'il nous sera
donné d'observer dans la deuxième période de l'ictère.
Résumons donc en quelques mots l'appareil symptomatique de cette première période. Ainsi donc début
brusque, ou, après une période prodromique plus ou
moins longue, réaction fébrile passagère précédant,
d'après quelques observateurs, l'absence de réaction et
l'abaissement de température ; ictère, diminution ou
arrêt des sécrétions, hémorrhagies, soubresauts des
tendons, hoquet, vomissements, décoloration des selles,
douleur vive au niveau de l'hypochondre droit et de
l'épigastre, apparition de la matière colorante de la bile
dans l'urine quand la sécrétion n'est pas encore suspen-
due, diminution de la quantité d'urée, et apparition de
cylindres hyalins en l'absence de toute trace d'albumine : tel est le résumé des symptômes de cette première période auxquels nous joindrons l'abattement des
forces et un dégoût absolu de toute espèce d'aliments.

Aux symptômes que nous venons d'énumérer, et qui
persistent en augmentant de gravité ou qui tendent à
disparaître suivant que l'ictère évoluera vers la guérison
ou vers la terminaison fatale, viendra bientôt se joindre
le délire et ce dernier symptôme appartient à la
deuxième période de l'ictère dont il marque le début.
Ce délire peut revêtir plusieurs formes : bien que tran-
quille ordinairement, il peut devenir violent ; Traube a
indiqué l'accès maniaque qu'il aurait presque toujours

observé, tandis que d'autres observateurs et entre autres
M. Jaccoud, ne l'ont jamais observé, comme un élé-
ment de diagnostic différentiel entre la cholémie et
l'urémie.

Le délire qui commence le plus souvent la nuit et ne
présente que de rares intermittences, est bientôt suivi,
comme dans toutes les maladies graves, du coma. Quant
aux convulsions qui bien que rares ont été signalées
par quelques observateurs, elles peuvent revêtir la
forme éclamptique. Monneret a noté leur existence d'un
seul côté, et dans cette observation l'autopsie a démontré l'existence d'une hémorrhagie méningée.

La terminaison la plus ordinaire de l'ictère typhoïde
est la mort. Mais des cas de guérison d'ictère grave ont
été signalés et nous retrouvons dans la thèse de
M. Grellety Bosviel, des observations d'ictère pseudo-
graves, c'est ainsi qu'il les a dénommées, où nous retrouvons tous les symptômes que nous avons dits appar-
tenir à l'ictère grave.

Quant à sa marche, nous avons déjà vu qu'elle était
variable. Tantôt en effet, cette maladie fait son évolution dans un septénaire, ou même moins, tantôt au contraire elle dure deux, trois, quatre et même cinq septé-
naires, quelquefois même davantage.

Après avoir énuméré, je crois, tous les symptômes
de l'ictère, voyons si l'hypothèse, que nous avons émise,
nous permet d'en donner une explication. Nous avons
dit déjà quel nous paraissait être le rôle du système
nerveux végétatif. Si ce système nerveux est ébranlé
dans toute son étendue, l'influence des nerfs vaso-
constricteurs ne se faisant plus sentir, les artérioles et les capillaires se dilateront, le sang n'obéira

plus alors qu'à l'impulsion cardiaque diminuée elle-
même ; les organes glandulaires très-riches en capillaires, seront atteints par cette dilatation, leurs cellules
subiront, cela est certain, une compression qui sus-
pendra leurs fonctions physiologiques ; d'où arrêt complet ou du moins trouble des secrétions glandulaires.

D'un autre côté le sang après avoir servi à la nutrition des tissus, ne pourra plus être régénéré par le
travail des cellules. Les matériaux extractifs resteront
dans le torrent circulatoire et ne tarderont pas à faire
leur apparition dans les tissus en se frayant un passage
à travers les vaisseaux dilatés, qui laisseront transuder
le sang lui-même ; d'où production de l'ictère et des
hémorrhagies, quel que soit le lieu où elles viendront
se produire.

Quant aux phénomènes nerveux qui ne surviennent
que dans la deuxième période de l'ictère, mais qui,
dans la première période, se traduisent par des soubresauts de tendons et des crampes, ils seraient dus
aussi à une compression des cellules nerveuses, qui
offriraient aux phénomènes de dilatation une plus
grande résistance que les cellules glandulaires.

DIAGNOSTIC.

Comme nous l'avons vu cette affection si variable
parfois par son début, par sa marche, et aussi par sa
terminaison, nous offre toujours un appareil symptomatique, qui, dans nos climats, rend son diagnostic
facile. Nous ne pourrions en effet la confondre qu'avec
une dothiénentérie compliquée d'ictère, et dans ce cas
l'élévation de température, la fréquence du pouls lève-
ront bien vite tous les doutes.

Il serait en outre hors de propos d'insister longuement sur le diagnostic différentiel entre l'ictère grave et la fièvre bilieuse grave des régions intertropicales; deux signes les distinguent l'une de l'autre : ce sont le type rémittent et la fièvre qui sont propres à cette dernière affection.

Quant à l'hépatite, la lenteur et l'intensité moindre avec laquelle nous verrons se produire l'ictère, si nous y joignons la fièvre qui se montre avec une acuité que nous ne trouverons pas dans l'ictère typhoïde, distingueront ces deux affections l'une de l'autre.

Reste maintenant la fièvre jaune, qui, d'après Monneret, se basant en cela sur l'analogie des symptômes, assimilait ces deux affections et en faisait deux espèces appartenant à un même genre, pouvait par conséquent être confondue parfois avec l'ictère grave ; elle ne pourrait l'être d'après Trousseau, qui repousse bien haut cette assimilation, que par un observateur qui n'aurait jamais vu un cas de fièvre jaune. L'absence du symptôme ictère, qu'on n'observe jamais chez des individus atteints de fièvre jaune, suffit, je crois, pour empêcher une erreur de diagnostic.

Je ne puis terminer mon chapitre du diagnostic, sans parler de l'empoisonnement par le phosphore, qui présente avec l'ictère une analogie assez grande pour que des observateurs expérimentés aient pu hésiter à se prononcer entre ces deux affections; on doit donc s'informer avec soin des antécédents, et rechercher si les urines ne sont pas albumineuses, car nous savons qu'il est rare de trouver de l'albumine dans l'urine des ictériques, tandis que ce symptôme est constant dans l'empoisonnement par le phosphore.

Le diagnostic de l'ictère grave ne nous offre donc pas de graves difficultés, aussi passons-nous au chapitre du pronostic.

PRONOSTIC.

Jusqu'ici le pronostic de l'ictère grave avait été considéré comme fatal ; aujourd'hui et depuis déjà longtemps on revient de cette opinion, car il existe des observations d'ictère typhoïde parfaitement caractérisées, suivies de guérison. Déjà, dans le cours de ma thèse, j'ai laissé entrevoir que le pronostic devait être plus ou moins grave, suivant que le sujet atteint de cette affection accusait des antécédents alcooliques ou pas : je vais maintenant m'appesantir sur ce point de ma thèse qui, je le crois du moins, a bien son importance.

De toutes les observations que j'ai eues sous les yeux, il résulte pour moi que l'alcoolisme joue un très-grand rôle dans la pathogénie de cette affection et a une influence incontestable sur sa terminaison. Reportons-nous en effet aux nombreuses observations qui ont été publiées sur l'ictère grave, nous verrons que ceux-là seulement qui n'accusaient aucun antécédent alcoolique ont pu survivre à l'ictère grave.

Cela se conçoit d'ailleurs facilement. Nous savons que l'alcool a une influence très-manifeste sur la couche moyenne des artérioles, qui sont rendues athéromateuses par ce poison ; nous savons en outre que c'est cette tunique, sur laquelle le système nerveux végétatif fait sentir son action, qui préside à la contraction des vaisseaux. Il sera donc très-facile, cela étant donné, de concevoir que, là où la tunique sera saine, celle-ci pourra reprendre assez facilement sa tonicité, si elle est un peu aidée par le système nerveux végétatif, qui aura repris lui-même le dessus, tandis que, dans le cas contraire, les efforts à faire pour arriver au même résultat seront beaucoup plus grands.

Ainsi donc, pour nous résumer, dans tous les cas où nous pourrons noter l'absence d'antécédents alcooliques, nous devrons porter un pronostic moins grave que dans les cas où le malade accuserait ces mêmes antécédents.

Est-ce à dire pour cela que, toutes les fois que nous ne trouverons pas des traces de l'alcoolisme, nous puissions porter un pronostic favorable ? Telle n'est pas ma pensée. Je dois cependant dire que tous les cas d'ictère grave suivis de guérison ont été observés chez des sujets chez lesquels aucun antécédent alcoolique n'avait pu être trouvé. Je renvoie donc aux observations I, II, III, IV, V, de la thèse de M. Grellety-Bosviel, et à celles qui se trouvent consignées dans ma thèse et dans les travaux nombreux dont j'ai déjà fait l'énumération.

La syphilis et la grossesse paraissent aussi jouer un rôle sur la terminaison de l'ictère, rôle défavorable, si nous en croyons les observations que nous avons eues sous les yeux. Toutes les fois, en effet, que l'ictère typhoïde s'est produit chez des sujets se trouvant dans une des conditions que nous venons d'énumérer, la terminaison a toujours été fatale.

TRAITEMENT.

Jusqu'à présent, on n'a guère fait que le traitement des symptômes : aux hémorrhagies, on s'est contenté d'opposer la médication par les acides minéraux et végétaux ; aux vomissements, des boissons glacées et gazeuses. Le quinquina a paru soutenir les forces du malade et retarder la terminaison funeste. Si mon hypothèse est vraie, ce n'est plus la médecine des symptômes que l'on devrait faire ; mais il faudrait atteindre le mal dans sa cause immédiate. Si la vie végétative est débilitée, nous devons tâcher de rétablir l'équilibre du système nerveux qui préside à ses fonctions. Pour cela, nous devrons donc nourrir le malade et prescrire des toniques ; mais comment faire pour nourrir des malades qui vomissent tout ce qu'on leur fait prendre ?

Il existe un aliment qui contient tous les principes nutritifs : je veux parler du lait. Je ne sache pas que jusqu'ici on ait songé à le prescrire, et à le prescrire froid. Quant aux toniques, les préparations de quinquina, qui, d'après Trousseau, ont paru prolonger la vie du malade, paraissent mériter la préférence. Worms toutefois, dans sa relation de l'épidémie de l'ictère grave de Saint-Cloud, préconise les acides minéraux, l'acide sulfurique entre autres, à la dose de 4 grammes pour 1 litre de véhicule. Tout le monde sait, ajoute cet observateur, qu'à leur qualité d'antiseptique, ils joignent une très-grande supériorité comme styptiques.

Ainsi donc, nourrir et tonifier les malades, telle est la règle de conduite qui nous paraît devoir amener les meilleurs résultats.

ANATOMIE PATHOLOGIQUE.

Si nous nous reportons à la théorie que nous avons émise sur la nature de l'ictère grave, nous devons nous attendre à trouver d'abord des lésions du grand sympathique.

Ces lésions existent-elles réellement? C'est ce que je ne saurais affirmer, n'ayant pas eu encore l'occasion d'observer un cas d'ictère grave suivi de mort, depuis que cette question a été l'objet de mes études, que j'ai faites avec toute l'attention dont je suis capable.

Fort peu de recherches ont d'ailleurs été faites, non-seulement sur l'anatomie pathologique de cet appareil nerveux spécial, mais encore sur sa topographie et sur sa structure normale. Signalons toutefois les savantes recherches de P. Foa, qui, dans un travail que nous trouvons dans la *Rivista clinica di Bologna*, février 1874, a passé en revue quelques lésions du système nerveux végétatif, et les a trouvées différentes, suivant l'affection à laquelle avait succombé le malade.

Nous ne pouvons, ce que nous regrettons très-vivement, apporter des preuves palpables à l'appui de notre théorie. C'est donc par le raisonnement que nous devons nous efforcer de montrer que les lésions qui ont été observées chez des sujets ayant succombé à un ictère grave sont dues à une paralysie des vaso-constricteurs.

J'ai dit d'abord que tout le système nerveux végétatif était atteint : n'en avons-nous pas la preuve très-évidente dans l'existence d'hémorrhagies dans toutes les parties du corps humain ; de congestions dans tous les organes glandulaires ? Le cerveau lui-même n'offre-t-il pas un piqueté qui est le signe pathognomonique de la congestion de cet organe? Et n'a-t-on pas observé des hémorrhagies méningées et cérébrales dont l'apparition a presque coïncidé avec celle de l'ictère.

Les observations où l'apparition de ces deux symptômes, ictère et hémorrhagies, a lieu simultanément, existent dans la science. Je sais bien qu'on a rattaché toutes les lésions viscérales qu'on peut observer chez un sujet mort d'ictère grave, à une lésion primitive du foie, toutes les autres n'étant que secondaires. Que dire alors des cas nombreux d'ictère typhoïde, où les hémorrhagies précèdent l'apparition de l'ictère? De ceux où, en même temps que l'ictère, on voit se produire des hémorrrhagies sous la peau et par les muqueuses? Doit-on ranger ces cas sous la dénomination d'ictère grave? et si on les y range, peut-on dire que la lésion du foie est la lésion première, et que c'est d'elle que découlent toutes les autres.

Que dire encore des cas nombreux signalés par Monneret et d'autres observateurs, où la lésion du foie recherchée avec le plus grand soin n'a pas été trouvée, bien que le malade eût succombé après avoir présenté tous les symptômes qui caractérisent l'ictère grave? Je sais bien que les auteurs allemands ont nié la possibilité de ces faits, disant que si on n'avait pas trouvé des lésions, c'était parce qu'on les avait peu cherchées, ou qu'on les avait mal cherchées. Je ne vois pas pourquoi on attacherait une foi aveugle à ce qui nous vient d'outre-Rhin, tandis que nous mettrions en doute la véracité de nos maîtres, dont les recherches ont été faites avec autant de soin et aussi avec autant d'habileté qu'auraient pu le faire les micrographes allemands.

Frerichs a signalé, il est vrai, l'atrophie jaune aiguë du foie chez des femmes enceintes de six à sept mois, qui avaient succombé à l'ictère grave. Cela attire d'au-

taut plus l'attention, que le foie des femmes enceintes
est plus gros qu'à l'état normal. Ne pourrait-on voir
dans ce travail qui s'est produit du côté de l'organe
hémato-poïétique pendant la gestation, la cause probable de cette atrophie.

Quant à la destruction des cellules hépatiques, qui,
comme nous l'avons déjà dit, n'est pas constante, qui
n'est pas également manifeste dans toutes les parties
du foie, nous en trouverons l'explication dans le fait
suivant emprunté à la thèse de M. Ferdinand Laurent,
soutenue à Strasbourg :

« Dans les points où la lésion débute, on remarque
d'abord une hyperémie des vaisseaux qui forment
une couronne vasculaire autour de chaque lobule. » Et
plus loin : « Un fait remarquable (observé aussi par
Frerichs), c'est qu'au milieu de cette destruction des
cellules hépatiques, il ne se produit aucune anomalie
essentielle de l'appareil vasculaire. » Et, enfin : « La
destruction des cellules hépatiques se produit de la pé-
riphérie au centre du lobule. »

Nous avons donc une hyperémie et une dilatation
des vaisseaux qui sont admises par les auteurs allemands eux-mêmes. Cette dilatation ne peut avoir pour
cause qu'une excitation des nerfs vaso-dilatateurs, ou
une paralysie des vaso-constricteurs. C'est, à n'en pas
douter, à une paralysie des vaso-constricteurs que nous
devons les deux faits qu'on a observés chez des sujets
ayant succombé à l'ictère grave. Les vaisseaux ainsi
dilatés ne tarderont pas à exercer une pression sur les
cellules hépatiques ; si cette pression persiste, la cellule
hépatique, ainsi comprimée, ne pourra plus se nourrir, ou bien alors elle disparaîtra ou elle passera à l'état

graisseux, et c'est ce qu'ont trouvé les micrographes; tandis que, en effet, les micrographes allemands ont noté une atrophie des cellules hépatiques, M. le professeur Robin, lui, a noté une destruction de ces mêmes cellules ou une dégénérescence graisseuse du foie.

Je n'insisterai pas sur l'anatomie pathologique du foie dans l'ictère grave. Tantôt, en effet, on a trouvé une atrophie; d'autres fois, c'est une hypertrophie du foie qui a été signalée; dans d'autres cas enfin, le foie avait conservé son volume normal. Voilà pour l'anatomie macroscopique.

Quant aux lésions observées avec le microscope, nous avons vu qu'elles étaient différentes suivant les cas, et qu'elles pouvaient même ne pas exister; et cependant, dans tous ces cas l'appareil symptomatique, lui, n'avait pas varié.

Voilà pour ce qui a trait au foie. Quant aux autres viscères, ils présentent, eux aussi, des lésions : la rate le plus souvent est hypertrophiée et congestionnée; les fibres musculaires du cœur ont subi souvent une dégénérescence graisseuse.

Les reins, enfin, quoique moins souvent que la rate, sont congestionnés, de couleur sombre, et présentent à la coupe une teinte ictérique très-marquée; les corpuscules de Malpighi ne présentent aucune transformation, mais l'épithélium des canalicules urinifères est, dans toute l'étendue de ses conduits, rempli de molécules albumineuses et graisseuses; on dirait que ces conduits sont injectés à l'aide de substance grenue de coloration brune ; toutefois, on ne remarque nulle part de desquamation épithéliale.

Cette altération est notée par un grand nombre d'observateurs : Budd, Virchow, Bulh, etc.

Résumant donc en quelques mots tout ce qui a trait aux lésions signalées dans l'ictère grave, tout en recherchant leur cause, nous dirons que cette atrophie, cette destruction, cette dégénérescence graisseuse des cellules hépatiques, ces congestions et ces hémorrhagies qu'on peut trouver dans les séreuses, dans les muscles, et enfin dans les organes glandulaires, paraissent reconnaître pour cause une dilatation des capillaires et des artérioles, due elle-même à une paralysie des vaso-constricteurs. Dès que cette paralysie s'est produite, le sang ne circule pas avec la même vitesse, il ne peut plus reprendre les principes qui le vivifient, et la mort ne tarde pas à suivre l'apparition de ces phénomènes, à moins que le système nerveux végétatif ne puise lui-même des forces nouvelles qui lui permettent de surmonter l'obstacle qui s'oppose à sa vie.

Je ne pourrai joindre à ma thèse que quelques observations inédites, que j'ai prises moi-même ou que je dois à la bienveillance de mes collègues et amis, MM. Hirts, Edgard Hervouet, auxquels j'exprime toute ma reconnaissance.

Quant aux observations que j'ai invoquées à l'appui de ma thèse, observations relatées dans la thèse de M. Grellety Bosviel, dans les travaux cités déjà, observations suivies de guérison, je ne saurai les reproduire, mais j'insisterai sur ce fait, c'est que dans tous les cas, sauf un, une absence d'antécédents alcooliques a été signalée avec soin.

OBSERVATIONS

Obs. I. — (Hôpital Necker, service de M. Chauffard, lit n° 9.) Le 24, entre dans notre service, M. X...., âgé de 42 ans, couvreur. Ce homme sur les antécédents duquel nous n'avons rien trouvé qui mérite d'attirer l'attention, a joui toujours d'une bonne santé, sa constitution, assez robuste, lui permettait même de faire quelques excès alcooliques. C'est ce qu'il nous dit à son entrée.

Le 20 mars, cet homme fit une chute d'un lieu assez élevé, ce qui lui occasionna une émotion très-vive, bien qu'il n'eût que quelques contusions.

Le 22. Un ictère, assez intense apparut; il avait été précédé pendant les deux jours qui avaient suivi sa chute, de troubles gastriques et d'un affaiblissement qui cependant ne le forcèrent pas à garder le lit.

Le 24. On le porte à l'hôpital. Sa peau offre une coloration vert bronzée, ses conjonctives sont vertes et injectées. Il a eu des épistaxis avant son entrée et des vomissements. Depuis quatre jours il n'a pas uriné; avec la sonde nous ne retirons que quelques gouttes d'un liquide vert foncé, dans lequel nous trouvons des traces de la matière colorante de la bile en le traitant par l'acide nitrique. Le pouls est très-irrégulier et fréquent, 116 pulsations.

Le 25. A la visite du matin, il présente l'état suivant. Facies hébété, respiration fréquente, langue sèche, noire. Péchies et ecchymoses nombreuses, surtout à la partie interne des cuisses. Foie augmenté de volume, très-douloureux à la palpation. Hoquet. Pouls 128. T. ax. 38,2.

Traitement. — Dans la journée, deux bains à 20° de temp., de un quart d'heure, avec ablution d'eau froide sur la tête. Pot. extrait quinquina 6 gr., alcool 30 gr.; bouillon. Soir, T. R. 37, pouls 112.

Le 26. Même état. On ordonne le même traitement que la veille. Le malade a uriné en très-petite quantité. Matin, T. 37,2. P. 116; soir, T. 37, P. 116.

Le 27. Le malade a déliré la nuit; nausées et vomissements alimentaires; il vomit tout ce qu'on lui fait prendre. (Même traitement). Matin, T. 37,3, P. 132; soir, T. 38,7, P. 136.

Le 28. Au délire a succédé le coma. Langue rôtie, lèvres fuligineuse, exsudat sanguinolent sur les gencives. Il vomit tout ce qu'on lui fait prendre. Soubresaut des tendons. Crampes dans les jambes. Matin, T. 37,6. P. 104 ; soir, T. 37,3, P. 115. Même traitement. On suspend les bains.

Le 28. Le malade est toujours dans le même état, on ne peut le tirer de son état comateux. Il n'urine pas, et par la sonde on ne peut avoir quelques gouttes de liquide. Matin, T. 37,6, P. 104 ; soir, T. 39,8, P. 132. Il meurt dans la nuit.

Le malade est réclamé, et l'autopsie n'a pu être faite.

Obs. II (recueillie par M. Hirtz). — Le nommé Soret (Louis), âgé de 19 ans, garçon de ferme, entre le 30 août 1874 à l'hôpital Saint-Antoine, service de M. Brouardel.

Pas d'antécédents morbides héréditaires. Aucune maladie acquise avant son entrée à l'hôpital.

S... est né à Pantin qu'il n'a jamais quitté ; depuis l'âge de 17 ans il est garçon de ferme et soumis à une alimentation peu azotée, mais généralement suffisante. Il n'a jamais commis d'excès d'aucune nature, et le plus souvent ne buvait que de l'eau.

Huit jours environ avant le début de son affection, il fut astreint à un travail considérable pendant la moisson.

Surmené, privé d'une nourriture réparatrice, il fut à bout de forces dès le 28 août. Le 29 août, nous raconte le malade, il ressentit une sensation de lassitude et d'anéantissement, avec courbature, douleurs vagues dans les jambes, rachialgie légère ; le lendemain l'état s'aggrava, il fut pris de céphalalgie et d'une sorte d'anxiété précordiale avec sensation de réplétion dans le côté droit. L'appétit avait, du reste, complètement disparu, le sommil était très-agité. Le soir même il fut pris de nausées, puis de vomissements, et dut garder le lit dès ce moment. Le 30 août, son maître le fait transporter à l'hôpital Saint-Antoine.

Etat actuel. — Facies typhique, adynamie prononcée, décubitus dorsal. Le malade répond lentement aux questions qu'on lui demande mais avec assez de netteté.

Les téguments présentent une teinte jaune généralisée ; conjonctives ictériques sur toute la surface du corps, mais principalement aux membres inférieurs, piqueté de purpura. Aucune autre hémorrhagie jusqu'à ce jour, sauf une épistaxis passagère au début. Dans les matières vomies on ne trouve pas de sang. Quant aux urines il est impossible d'en avoir ; la vessie est vide, et le malade nous assure ne pas avoir uriné depuis deux jours, Constipation.

A l'examen, on trouve tous les organes sains ; au cœur un léger bruit de souffle, anémique à la base. Le ventre est légèrement bal lonné et l'attention, en face de cet ictère, se porte principalement sur le foie. Toute la région hépatique est extrêmement doulou- reuse à la palpation. A la percussion et sur la ligne mamelonnaire et axillaire, l'organe paraît notablement atrophié. La matité com- mence à 1 centim. au-dessous du mamelon, pour se terminer à 2 centim. au-dessus du rebord des fausses côtes.

Traitement. — Potion de Todd ; bouillons et lait, T. 39°4, calo- mel à dose purgative.

Le 31 août. L'état général est le même; délire la nuit, dépres- sion profonde, lèvres fuligineuses, langue sèche, rôtie. Les vomis- sements continuent, essentiellement bilieux ; deux selles noirâ- tres très-chargées de bile. Purpura plus prononcé ; ictère verdâtre Le foie est très-douloureux, mêmes dimensions. (Même traitement boissons froides et glace.) Matin, T. 38° ; soir, 39° 5, P. 120. Urines 350 gr., pas d'albumine, chargées de matière colorante de la bile. Urée, 2 gr. 34. (Procédé d'Esbach.)

1er septembre. Les vomissements ont cessé; même état, pas d'hémorrhagies ; selles diarrhiques (2 où 3 par jour), noirâtres. Au microscope, pas de globules rouges dans les urines, ni dans les selles. Urines, 260 gr.; urée, 3 gr. 06.

Le 3. Le malade a moins de délire la nuit. La tem- pérature se maintient entre 38° le matin et 39° 5 à 39° 8 le soir. La palpation hépatique est toujours très-mal supportée ; les tégu - ments ont une sécheresse particulière très-colorée. La langue est noirâtre : plus de vomissements. 2 à 3 selles liquides. Rien au poumon ni au cœur. La rate percutée dès le début ne semblait pas augmentée. Urines, 500 gr., urée, 4 gr. 7.

Le 4. Le malade semble sortir vers le soir de son état de som- nolence. La langue est moins sèche, la céphalie qui avait per- sisté jusqu'à ce jour diminue. (Même traitement, 1 litre de lait par jour.) La température monte à 39° ; pouls assez fréquent. Dans la nuit du 4 au 5 septembre, le malade est pris d'une diurèse abon- dante ; il a pissé environ trois litres d'une urine jaune clair, à reflets verdâtres. Urée 31 gr. 6. La matité du foie a augmenté d'environ 3 centimètres; la langue est humide, le facies ouvert, les réponses claires, sensation du bien-être. T. 36°.

Dès le lendemain, on commence à lui faire servir une côtelette, et la convalescence s'établit. Le purpura se ternit en quatre ou cinq jours; les selles sont moulées. Le 8 septembre, l'appétit revient. La polyémie persiste jusque vers le 28 septembre, la moyenne est de 3 litres. Urée, 20 gr. 8. A la suite d'une erreur de régime (ingestion d'escargot,) la température monte, vers le 20 septembre car à 40°

Pendant huit jours ces accès de fièvre se reproduisent avec le type tierce ; ils cèdent au sulfate de quinine. Signalons encore un phénomène du jour critique ; c'est-à-dire du 5 septembre ; c'est l'apparition d'un urticaire généralisé qui ne dure qu'un jour.

L'observation a été prise surtout au point de vue des urines; elle semble démontrer avec un grand nombre d'analyses d'urines faites dans le cours d'affections hépatiques, que la formation de l'urée est sous la dépendance du foie.

M. Hirtz ajoute que la démonstration clinique de ce fait sera due à son excellent maître, M. Brouardel, qui a bien voulu l'associer dans ses recherches.

Obs. III, recueillie par M. Hervouet.— La nommée G... (Marie), âgée de 30 ans, sans profession, entrée le 23 août 1875, à l'hôpital Saint-Antoine, salle Sainte-Cécile, lit n° 8, service de M. le Dr Mesnet. N'a jamais eu de maladie, sauf, il y a trois ans environ, une jaunisse qui a duré quelques jours sans accuser de troubles sérieux dans l'état général et sans laisser aucune trace. A eu cinq enfants ; couches heureuses.

Le 17 août (sept jours avant d'entrer à l'hôpital), a été prise de malaise général avec perte de l'appétit ; les règles qui s'étaient montrées l'avant-veille s'arrêtèrent.

Le 18 (2e jour), l'inappétence s'accentua et s'accompagna d'un état nauséeux qui persista les jours suivants et détermina quelques vomissements. En même temps, douleur épigastrique vive qui a diminué d'intensité les jours suivants.

Le 19 (3e jour), l'*ictère* se montra et devint de plus en plus accentué par la suite. Un médecin de la ville prescrivit l'application d'un vésicatoire à l'épigastre.

Le 20 et le 21, aggravation de l'état général, faiblesse croissante, crampes dans les membres inférieurs, très-douloureuses.

Le 22, réapparition des règles qui sont surabondantes; depuis ce jour jusqu'au 24, la malade n'urine pas; quelques selles grisâtres.

Le 24. Au moment de l'entrée dans le service, on constate un état d'abattement très-accusé. Faiblesse très-grande, inquiétant particulièrement la malade qui éprouve une certaine peine á parler à cause même de cet épuisement excessif. Douleurs, crampes dans les jambes.

Ictère très-foncé.

Dégoût absolu pour les aliments. Vomissement le matin; mais on ne peut avoir de renseignements sur la nature des matières vomies, sauf qu'elles ne contenaient pas de sang. Langue excessivement sèche. Soif insatiable. Douleur peu marquée à la région épigastrique. Le ventre n'est ni douloureux, ni ballonné. A la percussion, on trouve le bord inférieur du foie à plus de deux travers de doigt au-dessus du rebord costal.

Absence d'urine depuis trois jours; cependant à la percussion du bas-ventre on ne trouve pas apparence de dilatation de la vessie.

Ecoulement ménorrhagique très-accentué.

Il n'y a eu ni délire, ni agitation jusqu'à présent. Pouls régulier, ne dépassant pas 80. Rien du côté de l'appareil respiratoire. Sueurs assez abondantes. Peau fraîche.

Le 25. La dépression générale est augmentée, peu de sommeil; celui-ci est remplacé par un assoupissement pénible. Pas de délire; affaiblissement manifeste de la mémoire. Inquiétudes causées à la malade par un malaise indéfinissable et par des douleurs crampoïdes dans les extrémités inférieures.

La face prend un aspect typhoïde.

Langue très-sèche, bouche pâteuse; la malade est obligée de boire à chaque instant pour pouvoir articuler les mots, la sécrétion salivaire faisant défaut.

Par le cathétérisme, deux verres d'urine ictérique. Sueurs froides. P. 80. Une bouteille d'eau de Sedlitz. Soir : le purgatif a été rejeté par le vomissement. Pas de selles. P. 80. T. Ax. 36° 5. Peau froide.

Le 26. Il y a eu du délire pendant la nuit. Faciès typhoïde de plus en plus marqué; les yeux s'excavent un peu. Quelques soubresauts des tendons.

Bouche horriblement sèche; langue couverte d'un enduit dur,

grisâtre. Suintement sanguin des gencives. Soif ardente. Ce matin, une selle liquide.

Ictère toujours très-foncé.

Le ventre n'est pas douloureux. Un nouvel examen démontre que la matité préhépatique est très-notablement diminuée.

Les crampes continuent; la ménorrhagie aussi.

Au cathétérisme, on obtient 250 gr. d'urine brunâtre. La présence du pigment biliaire est mise en évidence par l'acide nitrique et par le violet de Paris (réactif de C. Paul). Pas d'albumine. Urée dosée par Hirtz : 2 gr. 50. Puls. 88. T. ax. 36°5. Sulf. de quinine : 0,80 ; soir, T. ax., 37°.

Le 27. Il y a eu un peu de sommeil. Pas de délire. Prostration toujours très-grande. Il y a moins de douleurs dans les membres. Sous la clavicule droite, groupe de cinq ou six taches purpuriques de la grosseur d'un grain de chènevis à peu près.

Bouche toujours aussi sèche. Soif inextinguible. Etat nauséeux. Quelques selles liquides sans caractère particulier. Le ventre est indolore et souple.

Le malade a uriné spontanément cette nuit. Au cathétérisme on trouve 450 gr. environ d'urine d'une coloration ictérique assez foncée. Puls. 84. T. ax. 37°1.(Sulf. de quinine, 0,80), Soir, T. ax. 37°.

Le 28. Affaissement général des plus prononcés,courbatures; la malade se plaint de l'épuisement de ses forces.

Les crampes ont cessé.

L'ictère est toujours aussi foncé. Démangeaisons sur toute la surface cutanée. Pas de nouvelles taches purpuriques.

L'écoulement utérin se suspend. Miction spontanée à plusieurs reprises. (Par mégarde l'urine a été jetée). Puls. 80. T. ax. 37°. Sulf. de quinine 0,80).Soir : assoupissement presque continuel.T. ax. 36°7.

Le 29. La malade se trouve moins abattue. Elle a dormi. Langue moins desséchée, soif moins vive. L'urine des vingt-quatre heures (3 litres 1/2) présente une coloration verte très-remarquable. Pas d'albumine.

Sur les deux genoux, plaque d'urticaire ; à la partie postéro-externe des deux cuisses,éruption semblable mais formée de plaques moins larges. Démangeaisons très-fortes sur les points occupés par l'urticaire. Puls. 85. — Sulf. de quinine, 0.80. Bouillons.

Le 30. L'amélioration s'accentue. La langue s'humecte un peu. Selles molles et jaunes.

Coloration moins foncée de la peau et des conjonctives. Les plaques d'urticaire sont dans le même état qu'hier (1200 gr. environ) et d'une couleur très-différente, rougeâtre.

La malade accuse elle-même une certaine amélioration dans son état général. Cependant il y a beaucoup d'assoupissement. Puls. 80. T. ax. 37° 8. — Sulf. de quinine, 0,80.

Le 31. Langue humide. Deux selles jaunes et assez consistantes. La prostration a disparu, il ne reste qu'une faiblesse encore très-prononcée. L'urticaire a pâli. Urine, 1500 gr.

1er septembre. Langue nettoyée et humide. Appétit. Ictère diminué d'intensité. Etat général assez bon, sauf la faiblesse. Urine vert foncé, 1509 gr. — Mange un œuf et un peu de viande.

Le 2. Démangeaisons très-vives sur tout le corps; cependant l'urticaire tend à disparaître complètement et ne se reproduit pas sur d'autres points.

L'appétit augmente. Etat général bon. Absence complète de fièvre. Mais l'état des forces laisse beaucoup à désirer. L'amélioration continue.

Les jours suivants, la convalescence continuant, la malade demande à être reconduite chez elle.

Empruntons maintenant à une thèse déjà citée l'observation suivante publiée par M. Fritz, chef de clinique médicale à Strasbourg.

Obs. IV. — Il s'agit d'un garçon de labour âgé de 25 ans, qui, à la suite d'un refroidissement, ressentit de la fièvre, de la lassitude, de la céphalalgie, des vertiges, des douleurs vives et des crampes dans les jambes, de l'anorexie, des nausées sans vomissements, pas de diarrhée.

Les jours suivants, délire, nulle douleur à la région hépatique. Le début de la jaunisse ne peut être fixé.

A son entrée dans les salles de M. le professeur agrégé Wieger (28 août), la malade présente un ictère assez intense, un état typhoïde, de la sensibilité à la région du foie. Cet organe dépasse de deux travers de doigt le rebord costal. Vingt-cinq sangsues.

Le 29. Mêmes phénomènes, de plus hémorrhagie nasale qui exige le tamponnement, les piqûres de sangues appliquées la veille saignent encore, elles sont cautérisées avec le nitrate d'argent. Le pouls est petit, la langue sèche, crampes douloureuses dans les mollets, pas de délire. Eau d'Ems, décoction de quinquina acidulée.

Le 30. Même état de stupeur, pas de délire ; il y a eu du sommeil ; chaleur naturelle. L'hypochondre droit toujours sensible, pas de selles depuis deux jours. — Deux lavements émollients, décoction de quinquina vineuse.

Le 1er septembre. Ictère plus foncé; le malade est très-assoupi, mais la fièvre diminue. Une selle décolorée, grise, non liquide. Le foie ne dépasse plus les fausses côtés qu'à l'épigastre. Crampes douloureuses. Limonade sulfurique.

Le 2. L'ictère diminue, moins de stupeur, douleurs à la région du foie accusée par la malade, amaigrissement très-considérable, voix presque éteinte. Raideur particulière des muscles des extrémités. On éprouve une certaine résistance à fléchir les articulations ; crampes revenant de temps en temps. Pouls 84, mou. — Eau fraîche, bouillon.

Le 3. Même état, pas de selles depuis deux jours, cataplasmes *loco dolenti*, limonade, lavement purgatif.

Le 4. Amélioration, deux selles grises.

Le 5. ¡La douleur à l'hypochondre, les crampes ont cessé ; pas de garde-robes.

Le 6. Facies naturel, selles colorées. — Manne 60 gr.

Le 7. L'ictère a encore diminué, tous les symptômes cérébraux ont disparu. Amertume de la bouche, sept selles colorées. — Limonade gazeuse, deux soupes.

Les jours suivants décroissement assez rapide de la teinte jaune, desquamation furfuracée de la peau.

Le 6 octobre, la convalescence est complète.

Dans cette observation nous ne trouvons relatées ni la marche de la température ni celle du pouls. Toutefois on a fait le diagnostic, ictère grave.

Cette affection s'est manifestée chez un garçon de labour. Or nous ne préjugerons certainement pas en disant que ce garçon n'était pas alcoolique, cette classe d'individus à la campagne, sauf quelques rares exceptions, étant réputée pour sa sobriété.

Nous joindrons encore aux observations déjà citées,

une dernière que nous devons à la bienveillance de M. Arnaud Routier. Cette observation bien qu'incomplète au point de vue de la marche de la température, mérite toutefois d'être mentionnée.

Obs. V. — M. R......, ex-interne des hôpitaux de Paris, à la suite d'un refroidissement, est pris de douleurs rachialgiques très-vives. Ces douleurs se montrent le 5 juillet.

Le 6. Embarras gastrique, nausées et fièvre : ces symptômes forcent le malade à s'aliter.

Le 7. Apparition de l'ictère qui en deux jours devient verdâtre. Hémorrhagie nasale.

Traitement : Diète; calomel, 0 gr. 50 cent.

Du 7 au 12. Etat fébrile peu marqué, délire. Les urines sont sanguinolentes, mais ne présentent pas trace d'albumine. Leur quantité a notablement diminué.

Du 12 au 16. Même état, persistance du délire. Apparition de taches purpuriques. Le malade ne veut rien prendre que des diurétiqnes. Soif inextinguible.

Tisane de tamarin avec tartrate de soude.

Le 16. Tout le corps est couvert de taches de purpura, le délire persiste surtout la nuit, l'ictère est toujours vert foncé. Le hoquet fait aussi son apparition et devient des plus intenses. On observe aussi des soubresauts de tendons et des crampes.

Traitement : Vin de quinquina, extrait de quinquina 4 gr. Pas de selles. Huile de ricin 30 gr.

L'urine assez abondante est ictérique et sanguinolente.

Le 17. Même état. Délire et insomnie, hoquet.

Du 18 au 31. Persistance du hoquet et de tous les symptômes énumérés déjà, sauf le délire et l'insomnie. Abattement très-marqué du malade. La douleur au niveau de l'épigastre est toujours aussi vive; le moindre mouvement est suivi d'une crise de hoquet.

Pour le calmer, on applique au niveau de l'épigastre des compresses imbibées d'un mélange . jusquiame, chloroforme } āā; les applications très-douloureuses calment le hoquet. Il prend du bouillon.

Vers la fin du mois de juillet, des vomissements et des selles noirâtres se montrent avec une certaine fréquence ; pouls fréquent, peau fraîche à la main.

1ᵉʳ août. Le hoquet se calme, le sommeil revient, le pouls se ralentit.

Cet état persiste ainsi jusqu'au 5 ou 6 août, époque à laquelle le malade demande lui-même à manger. Le pouls est normal.

Traitement : Pilules $\left\{\begin{array}{l}\text{extrait quinquina}\\ \text{rhubarbe}\end{array}\right\}$ $\bar{a}\bar{a}$ 1 gr.

Les vomissements persistent cependant, mais sont moins fréquents ; ils sont encore parfois noirâtres.

Le 20. L'ictère est encore intense, les taches de purpura tendent à disparaître. Il entre en pleine convalescence. Les urines et les selles ont repris leur couleur normale.

Quant à l'ictère il ne disparaît complètement que vers la fin de septembre.

Paris.—Typ. A. Parent, imprimeur de la Faculté de Médecine, rue M.-le-Prince, 29-31.

Clinique médicale, par le docteur Noël GUENEAU DE MUSSY, médecin de l'Hôtel-Dieu, membre de l'Académie de médecine, etc., 2 vol. in-8............ 24 fr. »

Des névroses menstruelles ou la menstruation dans ses rapports avec les maladies nerveuses et mentales, par le docteur BERTHIER, inspecteur-adjoint des aliénés de la Seine, médecin expert près le tribunal civil, 1 vol. in-8.. 5 fr. »

Manuel de prothèse ou de mécanique dentaire, par O. COLES, chirurgien-dentiste à l'hôpital spécial de Londres, traduit par le docteur G. DARIN, 1 vol. in-8, 150 figures dans le texte............................... 6 fr. »

Leçons sur les maladies du système nerveux, faites à la Salpêtrière, par le docteur CHARCOT, professeur à la Faculté de médecine de Paris, recueillies et publiées par le docteur BOURNEVILLE, 2ᵉ édition revue et augmentée, tome 1ᵉʳ 1 vol. in-8, avec 27 figures dans le texte, 9 planches en chromolithographie et une eau forte ; le vol. cartonné.. 13 fr. »

Tome 2ᵉ, — 1ᵉʳ fascicule : Anomalies de l'ataxie locomotrice ; 2ᵉ fascicule : De la compression lente de la moelle épinière. In-8, avec 2 planches, prix de chaque fascicule.................................. 2 fr. »

3ᵉ fascicule, — Des amyotrophies spinales, in-8. avec fig. et pl.... 4 fr. »

Traité pratique des maladies du cœur, par FRIEDREICH. Ouvrage traduit de l'allemand par les docteurs LORBER et DOYON. 1 v. in-8 cartonné.......... 10 fr. »

Leçons sur le strabisme, les paralysies oculaires, le nystagmus, le blépharospasme, etc., professées par F. PANAS, chirurgien de l'hôpital Lariboisière, professeur agrégé à la Faculté de médecine de Paris, chargé du cours complémentaire d'ophthalmologie, etc., rédigées et publiées par G. LOREY, interne des hôpitaux ; revues par le professeur, 1 v. in-8, avec 10 fig. dans le texte. 5 fr. »

Traité de médecine légale et de jurisprudence médicale, par LEGRAND DU SAULLE, médecin de l'hôpital de Bicêtre (service des aliénés), médecin expert près les tribunaux, etc. 1 fort vol. in-8.................. 18 fr. »

Des vues longues, courtes et faibles, et de leur traitement par l'emploi scientifique des lunettes, par SOELBERG WELLS, professeur d'ophthalmologie à King's College, de Londres, etc., ouvrage traduit sur la 4ᵉ édition par le docteur G. DARIN. 1 vol. in-8, avec figures........ 4 fr. »

Traité élémentaire des maladies de la peau, par A. GAILLETON, ex-chirurgien en chef de l'Antiquaille, chirurgien en chef des Chaz eaux (maladies cutanées et vénériennes). 1 vol. in-8........................... 6 fr. »

Maladies de l'oreille, nature, diagnostic et traitement, par le professeur JOSEPH TOYNBEE, avec un supplément par JAMES HINTON, chirurgien auriste à Guy's hospital, traduit et annoté par le docteur DARIN. 1 vol. in-8, avec 99 figures dans le texte. 8 fr 50.

Manuel médical des eaux minérales, par le docteur LE BRET, médecin-inspecteur honoraire des eaux de Baréges, président de la Société d'hydrologie médicale de Paris. 1873-74, etc , 1 vol. in-12........................... 5 fr. 50

Clinique médicale des affections du cœur et de l'aorte, observations de médecine traduites de l'anglais par le docteur BARELLA, membre de l'Académie royale de médecine de Belgique, etc. (le tome 1ᵉʳ est en vente, le tome II paraîtra prochainement), in-8.. 6 fr. »

Étude clinique de la phthisie galopante, preuves expérimentales de la non-spécificité et de la non-inoculabilité des phthisies, par le docteur METZQUER ; ouvrage précédé d'une préface de M. le professeur FELTZ, in 8............. 4 fr. »

Des infiniment petits rencontrés chez les cholériques, étiologie, prophylaxie et traitement du choléra, avec planches micrographiques, par le docteur G. DANET. 1 vol. in-8.................................... 5 fr. »

La pierre dans la vessie, avec indications spéciales sur les moyens de la prévenir, ses premiers symptômes et son traitement par la lithotritie, par WALTER J. COULSON, chirurgien à St-Peter's Hospital, pour la pierre et les autres maladies des organes urinaires. Traduit de l'anglais par le docteur H. PICARD. In-8............................ 3 fr. »

Histoire de la vaccination. Recherches historiques et critiques sur les divers moyens de prophylaxie thérapeutique employés contre la variole depuis l'origine de celle-ci jusqu'à nos jours, par le docteur E. MONTEILS, médecin des épidémies. 1 vol. in-8.. 7 fr. »

Paris —Typ. A. PARENT, imprimeur de la Faculté de Médecine, r. M.-le-Prince, 29-31